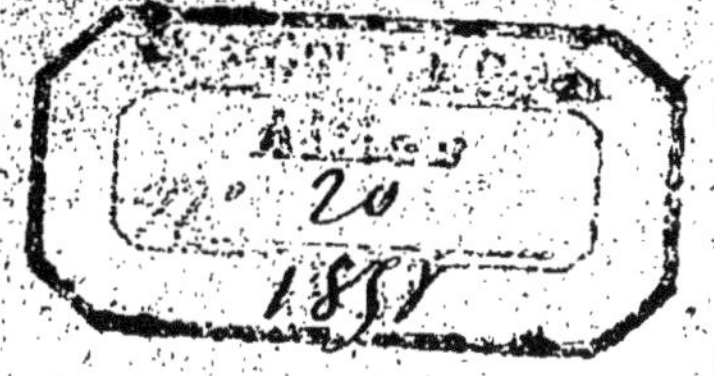

DU CROUP

ET DES

MOYENS DE LE PRÉVENIR

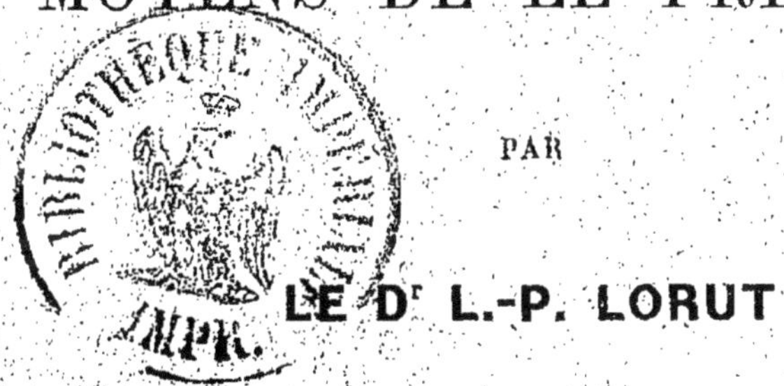

PAR

LE Dr L.-P. LORUT

ANCIEN INTERNE DES HOPITAUX DE PARIS, ANCIEN ÉLÈVE DE L'ÉCOLE PRATIQUE, MEMBRE DE LA SOCIÉTÉ BOTANIQUE DE FRANCE.

Maxima debetur pueris sollicitudo...

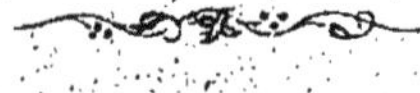

1858.

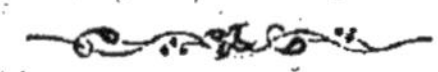

CUSSET, IMPRIMERIE DE Mme JOURDAIN.

AUX DOCTEURS

Cornil et Challier.

Votre expérience et votre amitié ont dirigé mes premiers pas dans la carrière que vous parcourez si bien, laissez-moi vous donner ici un témoignage public de ma reconnaissance.

Soyez bons pour moi une fois de plus et acceptez la dédicace de ces faibles essais.

DU CROUP

ET DES

MOYENS DE LE PRÉVENIR

PAR LE Dr L.-P. LORUT,

ANCIEN INTERNE DES HOPITAUX DE PARIS, ANCIEN ÉLÈVE DE L'ÉCOLE PRATIQUE, MEMBRE DE LA SOCIÉTÉ BOTANIQUE DE FRANCE.

Maxima debetur pueris sollicitudo.....

Il est pour le médecin un devoir tout aussi réel que celui de traiter les maladies quand elles surviennent, c'est de prévenir, par tous les moyens possibles, l'invasion du mal, et ce second soin n'est pas le moins important dans ce qui constitue sa double mission. On s'inquiète trop peu, en général, de l'étude de la prophylaxie, et cependant tout le monde conviendra facilement qu'il vaut mieux prévenir un ennemi que d'avoir à le combattre.

C'est surtout à l'époque d'une épidémie régnante

qu'un médecin doit savoir multiplier son activité physique et morale et combiner les ressources matérielles de son art avec les précautions de l'hygiène pour ralentir autant que possible la marche du fléau.

De toutes les maladies qui peuvent sévir sur les enfants d'une manière épidémique, il n'en est pas de plus grave, de plus à redouter que le *croup*. Presque toujours cette maladie naît d'une manière insidieuse, et si l'on n'y prête grande attention, on n'a connaissance du mal que lorsque déjà il est au-dessus des ressources de l'art.

Mon intention est d'étudier la manière dont il débute, et surtout d'établir que, dans la majorité des cas, à l'aide de certaines précautions, on peut le prévenir.

Que l'on me pardonne la pauvreté de mon style en faveur de mon but, qui est d'être utile; on écrit tous les jours pour sauvegarder des intérêts moins grands que ceux de la santé générale, et le médecin, en quelque sorte dépositaire unique des trésors de l'hygiène, doit les distribuer en temps opportun, quand bien même il n'a pas à sa disposition la plume élégante d'un bon écrivain. En pareille matière le fond doit faire pâlir la forme, et je compte sur l'indulgence.

N'écrivant pas pour les médecins, mais bien pour les gens du monde, j'éviterai autant que possible de me servir des termes scientifiques : je serai par là mieux compris.

Faisons d'abord comprendre ce qu'est le croup. C'est une maladie caractérisée par une inflammation spéciale du larynx et la formation d'une pellicule blanchâtre, qui finit par obstruer d'une manière notable, et quelquefois même complètement, l'ouverture de l'organe. Or, comme le larynx doit donner passage à l'air qui va dans les poumons revivifier le sang, il en résulte que cet organe étant bouché, l'air ne peut le traverser, et le malade périt asphyxié tout aussi bien qu'il le serait par un obstacle quelconque.

La mort est plus ou moins prompte, suivant que l'obstacle est plus ou moins complet, mais elle est précédée, dans tous les cas, d'angoisses cruelles. Est-il rien de plus affreux que l'agonie de ces pauvres petits êtres qui se cramponnent aux objets qui les entourent, contractent violemment tous leurs muscles pour respirer et tombent épuisés par les efforts auxquels ils se livrent pour attirer dans leur poitrine un peu de cette source de vie, de cet air qui ne peut franchir la glotte.

Nous avons dit ce qu'est la maladie, voyons maintenant comment elle débute.

Il est quelques affections dont l'apparition est précédée d'un cortége de symptômes, qui en sont comme l'avant-garde. Cette proposition s'appuie sur des faits trop certains pour que l'on songe à la nier. Dans les diverses épidémies de choléra qui ont ravagé la France en 1832, 1849 et 1854, n'a-t-on pas vu la diarrhée ouvrir la marche et précéder de quelques heures ou de quelques jours même l'invasion des symptômes cholériques? Interne des hôpitaux de Paris pendant la dernière épidémie, j'ai pu souvent me convaincre de ce fait, que les cas dans lesquels la maladie se produisait d'emblée étaient de véritables exceptions, et cette expérience fut pour mes collègues et moi, qui vivions au sein de l'épidémie, une véritable sauvegarde, parce qu'elle nous porta à ne rien négliger pour faire cesser les premiers symptômes à leur apparition.

Il est une autre maladie où la succession de symptômes initiaux, pour ainsi dire légers, et de symptômes secondaires très dangereux, est encore mieux établi : c'est le croup. En consultant les auteurs qui ont le mieux décrit cette maladie , en appelant à son aide les résultats de sa propre expérience, on demeure convaincu que dans la majorité des cas l'invasion de la fausse membrane dans le larynx, n'a lieu que secondairement et par extension.

La scène où débutent les symptômes est l'arrière-gorge ; les amygdales, la luette et le voile du palais deviennent le siége de rougeurs, de gonflement notable, et se recouvrent d'une plus ou moins grande quantité de pellicules blanchâtres.

Ces lésions, qui surviennent souvent chez l'enfant au milieu de la santé la plus parfaite, ne s'annoncent que par des symptômes vagues. Engorgement des glandes qui entourent la mâchoire, gêne légère à la gorge, toux sèche causée par cette gêne, voix légèrement enrouée; aussi l'enfant continue de jouer, et rien ne semble devoir troubler la sécurité des parents.

Malheureusement cette sécurité n'est pas de longue durée, car le second ou le troisième jour il survient de la gêne dans la respiration , un véritable enrouement ou même une extinction complète de la voix. Une fièvre intense se déclare, et le larynx est envahi. A une maladie sinon légère, du moins parfaitement guérissable parce qu'elle est accessible à l'action des topiques, parce que la vue peut faire apprécier l'étendue, la disposition des fausses membranes, succède un mal qui emporte la majorité des sujets. En effet, nos caustiques ne pouvant plus atteindre la production morbide, elle se développe en toute franchise et finit par accomplir son œuvre destructive.

Etablissons ces faits par quelques observations.

1re OBSERVATION.

La jeune Dumas, âgée de neuf ans, fut prise subitement d'une douleur à la gorge le 3 juillet, en sortant de l'école. La déglutition devint pénible, les glandes sous-maxillaires s'engorgèrent, et il se déclara une fièvre intense. Appelé le même jour, je trouvai la malade dans l'état suivant :

Les amygdales, la luette et le voile du palais étaient très rouges, gonflés; sur les amygdales existaient trois ou quatre plaques pseudo-membraneuses ; déglutition très pénible, céphalalgie, fièvre intense (120 pulsations). Immédiatement je procédai à la cautérisation à l'aide du crayon de nitrate d'argent; la malade se prêta très raisonnablement à l'opération, et je pus toucher toutes les parties malades.

Je conseillai en outre de provoquer des vomissements à l'aide d'une potion dont l'ipéca formait la base, puis un gargarisme avec alun, miel-rosat et acide chlorhydrique. Le lendemain je trouvai la malade beaucoup mieux et souffrant moins de la gorge ; en vomissant elle avait rejeté quelques pellicules blanchâtres. Le pouls n'avait plus que 100 pulsations ; néanmoins, comme il restait quelques points douteux sur l'amygdale, je fis une nouvelle cautérisation. Le 5 juillet il n'existait plus que de la rougeur au fond de la gorge ; tous les symptômes généraux avaient disparu, je permis donc à la malade de se nourrir. Le lendemain la guérison était complète.

2e OBSERVATION.

Brun, petite fille âgée de sept ans, m'a présenté une observation en tout semblable à la précédente. La gorge, chez elle, était toutefois moins malade ; le côté droit seul était le siége de pellicules blanchâtres. Deux cautérisations, vomissements avec l'ipéca. Guérison au bout de deux jours.

3e OBSERVATION.

Cyre, petite fille âgée de sept ans, d'un tempérament lymphatique, fut prise de frissons le lundi 10 juillet. En même temps elle ressentit une vive douleur à la gorge, et l'examen de cette partie dévoila le gonflement des amygdales, du voile du palais et une rougeur notable.

Un gargarisme alumineux fut conseillé, et comme adjuvants des pédiluves sinapisées. La douleur persista néanmoins, bien que la fièvre eut entièrement disparu. Huit jours après, probablement sous l'influence d'un abaissement de température qui survint à cette époque, cette douleur augmenta, des frissons eurent lieu, et une fièvre assez intense accompagna cette réapparition des symptômes locaux.

La mère, qui avait l'habitude d'examiner tous les jours les parties malades, découvrit une petite plaque blanchâtre sur l'amygdale droite. Appelé auprès de la malade, frappé de la pronfondeur qu'occupaient les lésions, je craignis de ne pas les atteindre complètement avec le crayon, et je les touchai au moyen d'une éponge imbibée d'une forte solution de nitrate d'argent cristallisé. Presque au même instant la douleur diminua notablement et la petite malade accomplit plus facilement les mouvements de déglutition. La face postérieure du pharynx m'ayant paru très enflammée, j'eus l'idée de porter mon éponge jusque sur elle, dans le but de modifier la surface et tâcher d'obtenir une immunité pour cette place. Dans la nuit, la petite malade eut des vomissements abondants provoqués par une potion stibiée. Le lendemain la fièvre avait diminué, et le mieux local était sensible. Toutefois, je cautérisai de nouveau. Des progrès vers la guérison eurent lieu pendant deux jours, après lesquels survinrent quelques frissons, suivis d'une recrudescence. L'amygdale gauche fut totalement envahie par une fausse membrane paraissant très épaisse, ce qui nécessita une cautérisation prolongée. A partir de ce jour deux cautérisations eurent lieu, et le 20 juillet la guérison était bien établie.

Après ces cas heureux, citons quelques insuccès.

4e OBSERVATION.

Soalhat, enfant âgé de neuf ans, d'une bonne constitution, fut subitement pris d'une douleur à la gorge dans les premiers jours de juillet. Le médecin appelé constata l'existence de fausses membranes dans le gosier, mais l'enfant opposant une vive résistance; aucune cautérisation ne fut faite, et une médication générale fut seule employée. La maladie fit des progrès et le croup se confirma au bout de quatre jours; malgré tout traitement, la mort survint vers le septième jour.

5e OBSERVATION.

Chéron, petite fille de dix-neuf mois. Pendant la convalescence d'une varicelle globuleuse, fut prise de fièvre et d'une toux légère. La mère, effrayée et craignant le croup, l'amena chez moi par simple précaution pour que j'examinasse la gorge. L'inspiration de l'enfant étant bruyante, je présumai qu'il existait déjà quelques lésions du côté du larynx. En effet, en faisant ouvrir la bouche de l'enfant, je trouvai la luette comme corrodée par un caustique et couverte d'une fausse membrane adhérente. La paroi postérieure du pharynx étant très rouge, je supposai que la maladie l'avait envahie pour se porter dans les voies de la respiration; en effet, malgré une profonde cautérisation, la malade mourut deux jours après avec tous les symptômes du croup.

6e OBSERVATION.

Desbrières, petite fille âgée de cinq ans. Je vis la malade quatre jours après l'invasion de la douleur de gorge ; symptômes du croup. Il n'existait plus que de légères traces à la gorge Morte le septième jour après l'invasion de la maladie.

7me OBSERVATION.

Amelot, petite fille de quatre ans, fut prise d'une forte douleur de gorge, mais continua à sortir pendant deux jours, au bout desquels survint un fort accès de fièvre, en même temps la douleur augmenta, la déglutition devint fort pénible et l'inspiration sifflante. Appelé auprès de la petite malade je reconnus sans peine les symptômes du croup. En examinant le gosier je remarquai des traces de fausses membranes sur la paroi postérieure du pharynx. Le voile du palais et les amygdales rouges et enflammés n'en présentaient aucune parcelle. Jugeant toute cautérisation inutile, je me contentai de prescrire les moyens habituellement employés contre la laryngyte pseudo-membraneuse, mais malgré les soins la maladie empira, et la petite malade succomba trois jours après pendant un accès de suffocation.

Les observations qui précèdent prouvent d'une manière manifeste, que dans les cas où l'on est appellé au début de la maladie on peut en arrêter la marche et la limiter aux parties primitivement envahies ; que dans ceux au contraire où le mal a fait des progrès, il semble hors de notre puissance de le modifier, et qu'alors il entraîne presque toujours la mort du malade. Cette gravité s'observe surtout en temps d'épidémie.

Les principes suivants ne découlent-ils pas naturellement des réflexions que j'ai faites.

Pendant une épidémie de croup on doit examiner tous les jours la gorge des enfants, interroger avec soin les sensations qu'ils éprouvent dans cette partie, s'assurer de l'état des glandes qui entourent la machoire, et constater leur engorgement qui est un signe d'une très grande probabilité. Mais il existe pour l'application de ce symptôme une cause d'erreur; c'est la très grande fréquence des engorgements lymphatiques cervicaux dans notre pays, dûs le plus souvent à l'action diathésique des scrofules, et fréquemment aussi aux diverses maladies du cuir chevelu. Dans les cas où des glandes existent habituellement chez de jeunes sujets, elles sont le plus souvent indolentes, mais deviennent douloureuses sous l'influence du développement de l'angine maligne.

Cette angine débute quelque fois subitement, et le premier symptôme est la douleur que les enfants très jeunes expriment par des cris et en portant fréquemment leurs mains sur les côtés du cou.

D'autres fois un fort accès de fièvre se manifeste et est bientôt suivi de la douleur de gorge. Dans les deux cas l'enfant tousse un peu et sa voix est légèrement voilée.

L'examen de la gorge, tout-à-fait au début, ne dénote qu'une rougeur sombre générale, facile à reconnaître à côté de la couleur rosée de la partie antérieure de la membrane qui tapisse les joues et le palais.

Plus tard, sur cette surface enflammée apparaissent des plaques blanchâtres semblables à des grumeaux de lait caillé que l'on aurait applatis.

Qu'il n'existe qu'une simple rougeur, ou que déjà les

fausses membranes aient envahi les parties malades, toute temporisation peut amener les résultats les plus funestes. Se tenant sur ses gardes on surpendra la maladie à son apparition, et l'on sera dans la position de jouir des bénéfices d'une attaque en temps favorable.

Mais il ne faut pas se borner à combattre le mal, il faut encore essayer de le prévenir, si cela est possible, et nous allons voir qu'à l'aide de certaines précautions, si l'on ne met pas d'une manière absolue l'enfant tout-à-fait à l'abri, on rend du moins peu probable l'invasion du mal. Ces précautions appartiennent à l'hygiène, et rien ne démontre mieux leur importance que cette loi générale dont personne ne songe à contester la valeur, c'est qu'en temps d'épidémie, les classes pauvres payent le tribut presque en entier, et qu'elles fournissent le plus grand nombre des victimes. Ce résultat est dû à ce que les gens aisés jouissent naturellement, et presque à leur insu, des bénéfices d'une bonne hygiène qu'ils font, comme le bourgeois-gentilhomme faisait de la prose, guidés par un instinct naturel et aidés par leur position sociale.

Je rattacherai à trois points ces précautions hygiéniques :

1° *Isolement et séquestration.* Sans contredit, le premier des moyens prophylactiques du croup est de fuir les lieux où règne la maladie. Par ce moyen on évite aux enfants non seulement d'être contaminés par contagion, mais encore on les soustrait à l'action des causes générales qui ont présidé à la manifestation épidémique. Il est un préjugé accrédité parmi les personnes du monde, c'est celui qui consiste à croire que le déplacement, en pareille circonstance, est dangereux et presque toujours suivi de l'invasion du mal. Malgré mon respect pour la science populaire, je ne saurais trop ridiculiser une pareille opinion qui n'a aucun fondement.

Mais il est souvent impossible, pour beaucoup de familles, de mettre à profit le conseil précédent; elles devront alors prendre une précaution non moins importante, qui est de séquestrer les enfants. La maladie débutant quelquefois sourdement, ceux-ci, bien que déjà malades, peuvent continuer leurs jeux et contaminer leurs petits compagnons.

2° *Habillement.* Pendant une épidémie de croup, il faut habiller les enfants plus chaudement que de coutume, de manière à les rendre insensibles aux variations de température. L'usage momentané de la flanelle produit d'excellents effets et empêche la production de ces rhumes légers, si souvent prélude de l'angine qui, sous l'influence de la constitution médicale régnante, devient apidement pseudo-membraneuse.

Citons un fait qui prouve l'importance de cette recommandation. Au commencement de juillet l'épidémie semblait presque éteinte, puis, vers le quatre, survinrent de forts vents d'ouest, qui amenèrent une pluie froide, suivie d'un abaissement d'au moins huit degrés dans la température ; ce froid comparatif dura plusieurs jours, pendant lesquels beaucoup d'enfants furent affectés d'angines ; survinrent ensuite quelques jours d'une forte chaleur qui virent diminuer le nombre des invasions.

Pour donner aux réflexions précédentes une expression générale, je dirai qu'il faut éviter les causes qui peuvent donner naissance aux affections catharrales.

3° *Alimentation.* Rien à dire sur l'alimentation qui s'applique d'une manière particulière à la maladie qui nous occupe ; il faut se borner à faire suivre aux enfants un régime plus restaurant qu'à l'habitude, consistant en viandes rôties, quantité modérée d'un vin généreux, etc. Du reste, il convient d'éviter tous les excitants, quels qu'ils soient, et surtout les excès pouvant amener des indigestions. Ribes cite plusieurs observations dans lesquelles on voit la maladie naître manifestement à la suite des indispositions les plus légères en ce genre.

Malgré les précautions les mieux calculées, il n'est souvent pas possible de prévenir l'angine maligne. Passons donc en revue les moyens qu'on peut employer pour la combattre. Je n'ai point l'intention de décrire dans son intégrité toute la thérapeutique qui s'y rapporte, la tâche serait trop longue ; je veux seulement faire quelques observations relatives à quelques-uns des agents que j'ai moi-même employés.

En même temps qu'elle est une maladie locale, l'angine pseudo-membraneuse est accompagnée de phénomènes généraux ; sa médication doit donc se composer d'agents s'adressant à chacun de ces deux éléments : la lésion et les phénomènes sympathiques qu'elle révèle dans l'économie.

1° *Moyens topiques.* Les auteurs ont unanimement conseillé l'emploi de la cautérisation locale, dans le but de détruire les produits morbides et dans celui d'empêcher leur renouvellement. Toutefois ils ont varié dans le choix de l'agent; les uns accordant la préférence au nitrate d'argent, d'autres à l'acide chlorhydrique, esprit de sel des anciens auteurs (Van Swiéten), à l'alun ou à la teinture d'iode.

Dans les cas nombreux que j'ai eu à traiter (quarante-cinq dont j'ai recueilli avec soin les observations), j'ai employé de préférence le nitrate d'argent fondu ou dissous dans des proportions assez considérables, me laissant guider dans le choix de l'une ou de l'autre de ces deux préparations par l'état des fausses membranes et leur situation. Quand celles-ci sont superficiellement placées sur le voile du palais, la luette ou la partie antérieure des amygdales, le crayon suffit très bien; mais quand elles ont envahi les faces latérales amygdaliennes, la face postérieure du voile du palais, il est impossible de les atteindre avec le porte-caustique, et il faut recourir à la solution portée au moyen d'une éponge fixée au bout d'une baleine recourbée. Le liquide s'infiltre mieux dans l'ouverture des cryptes muqueux envahis, et au moyen de certains mouvements de bascule imprimés à l'instrument, on peut cautériser sans la voir toute la plaie postérieure du voile et des amygdales.

On doit recourir à la cautérisation tant que persistent les fausses membranes.

MÉTHODE DE LA DÉLIMITATION.

Dans une série d'observations relatives à l'érysipèle, M. Piorry démontra, en 1847, qu'on pouvait assigner des limites aux progrès de l'inflammation du derme en plaçant un vésicatoire linéaire autour de la surface malade, et dans tous les faits cités par lui le mal ne franchit pas la surface dénudée.

Comme en un danger pressant on se raccroche à toutes les branches, j'eus l'idée, raisonnant par analogie, d'appliquer cette méthode au traitement de l'angine pseudo-membraneuse, en substituant le caustique au vésicatoire.

Dans les faits suivants cette manière de faire semble avoir produit de bons résultats; mais de faits isolés on ne peut rien augurer en faveur d'un moyen, et je me propose, si l'occasion s'en présente, de multiplier les expériences, par ce que j'ai la conscience qu'on peut le faire sans qu'il en résulte le moindre danger pour le malade, et qu'elles n'ont pas même l'inconvénient de produire de la douleur, les parties sur lesquelles on agit étant très peu nerveuses.

8e OBSERVATION.

Louise Labrousse, âgée de neuf ans, d'un tempérament lymphatique nerveux, fut prise, le 22 juillet, d'une douleur assez vive à la gorge. En même temps la fièvre se déclara, et pendant la nuit la petite malade eut un délire léger. Deux jours après, quand je la vis, la pointe de la luette était blanchâtre, ainsi que la partie inférieure de l'amygdale gauche. Après avoir touché avec le crayon de nitrate d'argent la surface des fausses membranes, je traçai au-dessus de chacune d'elles, à trois lignes environ, une délimitation linéaire avec la pointe du crayon. Je ne prescrivis aucun gargarisme, mais j'ordonnai une potion à l'ipéca. Le lendemain la fièvre persista, mais la douleur de gorge était moindre ; les fausses membranes existaient encore, mais n'avaient subi aucune extension. Je pratiquai une cautérisation nouvelle, et le surlendemain il ne restait plus que de la douleur.

9° OBSERVATION.

Daché, âgée de sept ans et demi, fut prise de douleur de gorge le 25 juillet ; frissons, fièvre intense, céphalalgie, etc. Je vis la malade le 27 et je trouvai son arrière-gorge pleine de fausses membranes ; de plus il en existait une parfaitement limitée sur la paroi postérieure du pharynx. Après avoir cautérisé largement toutes celles qui existaient sur le voile du palais et les amygdales, j'essayai de limiter, par un attouchement circulaire, celle qui se trouvait sur le pharynx. J'y parvins complètement en m'y reprenant à deux fois, grâce à la docilité de l'enfant. Le lendemain la fausse membrane, ainsi circonscrite, était restée dans ses limites de la veille. Je cautérisai de nouveau, cette fois avec la solution. Le surlendemain tout avait disparu.

MÉDICATION GÉNÉRALE.

Comme adjuvants de la médication topique, on emploie beaucoup de moyens dont l'efficacité est plus ou moins démontrée. Je ne parlerai que de l'ipécacuana.

On a doué l'ipéca d'une propriété anti épidémique, je crois qu'on est allé sur ce point beaucoup trop loin, ce qu'il y a de certain, c'est qu'administré au début de l'angine pseudo-membraneuse, il arrête souvent la marche de la maladie. Qnand celle-ci est tout-à-fait à son début, elle peut être jugulée pour ainsi dire, par l'abondante diaphorèse que produit le vomitif. Quand les pseudo-membranes sont formées, le vomissement en détermine ordinairement le décollement et l'expulsion. M. Ribes donne à l'ipéca le pouvoir de s'opposer à la reproduction des plaques; il administre trois cuillerées de sirop par jour : une le matin, l'autre à midi, l'autre le soir. Il considère le décollement et l'expulsion des plaques comme un signe certain d'amélioration.

En terminant je dois dire que j'écris sous l'influence d'une épidémie actuellement régnante et que j'interprète des faits qui portent l'empreinte de son génie particulier. Ainsi je ne nie point que le croup ne puisse avoir lieu et n'ait réellement lieu, sans être précédé de l'angine couenneuse, mais je crois que ces cas, s'ils s'observent quelquefois, sont extrêmement rares; de plus, s'il est rare de guérir un croup épidémique, je suis convaincu que presque dans tous les cas on peut le prévenir.

Pour cela je ne saurais trop recommander aux mères

de famille et aux personnes chargées de veiller sur les enfants, de faire appeler un médecin aussitôt qu'elles les entendent tousser, surtout si la voix prend le caractère voilé ou guttural.

Mais pour que le médecin puisse convenablement examiner la gorge de l'enfant, il faut de bonne heure l'habituer à laisser pratiquer les recherches nécessaires.

Sans cette précaution on a la plus grande peine chez quelques uns, à s'assurer de l'état des parties, chose tellement importante que la vie du sujet en dépend.

Quand l'organe est attaqué dans les dix premières heures, il est rare qu'on ne parvienne pas à arrêter les progrès du mal. Plus tard il sera presque toujours au-dessus des ressources de la médecine.

Principiis obsta, serò medecina paratur,
Quem mala per lougas invaluere morax.

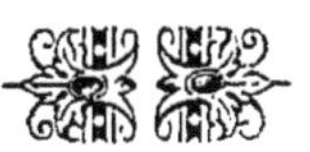

www.ingramcontent.com/pod-product-compliance
Ingram Content Group UK Ltd.
Pitfield, Milton Keynes, MK11 3LW, UK
UKHW021028220726
13924UKWH00001B/192

9 782019 289324